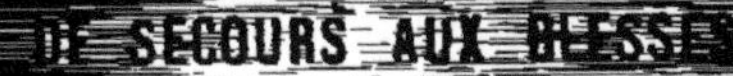

SOCIÉTÉ DE SECOURS AUX BLESSÉS
DES ARMÉES DE TERRE ET DE MER

COMITÉ DÉPARTEMENTAL DE DIJON

CONFÉRENCES MÉDICALES

FAITES AUX

DAMES MEMBRES DU COMITÉ

PAR

M. LE Dr TROUILLET

MÉDECIN-MAJOR AU 27e RÉGIMENT D'INFANTERIE

1895-1896

DIJON
IMPRIMERIE DARANTIERE
65, RUE CHABOT-CHARNY, 65

1896

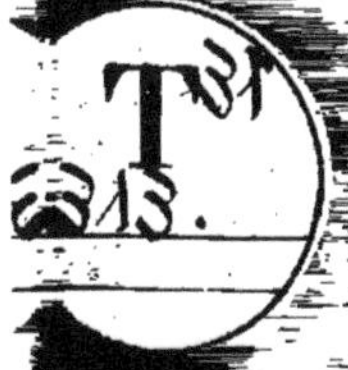

CONFÉRENCES MÉDICALES

SOCIÉTÉ DE SECOURS AUX BLESSÉS

DES ARMÉES DE TERRE ET DE MER

COMITÉ DÉPARTEMENTAL DE DIJON

CONFÉRENCES MÉDICALES

FAITES AUX

DAMES MEMBRES DU COMITÉ

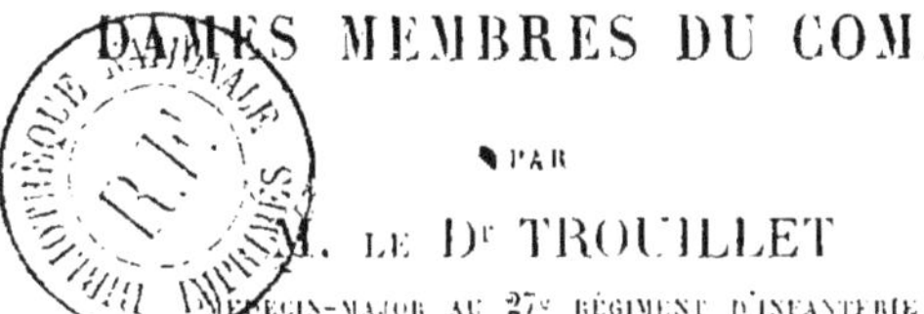

PAR

M. LE Dr TROUILLET

MÉDECIN-MAJOR AU 27e RÉGIMENT D'INFANTERIE

1895-1896

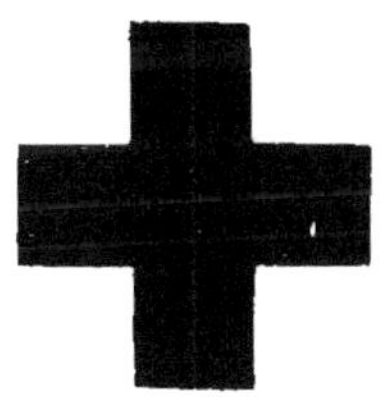

DIJON

IMPRIMERIE DARANTIERE

65, RUE CHABOT-CHARNY, 65

1896

PREMIÈRE CONFÉRENCE

Mesdames,

Je succède, auprès de vous, à M. le médecin-major Bernard et je salue, dès l'abord, cette figure de courage et de sacrifice bien faite pour nous guider, par son exemple, dans la voie qui nous est tracée. — Cette voie, vous la connaissez bien, vous savez les difficultés que vous y rencontrerez et vous êtes prêtes à les affronter, vous êtes prêtes à payer de votre peine, de vos efforts, de votre vie peut-être l'honneur de servir la patrie en soignant de vos mains, en consolant de votre sourire ses enfants frappés par les balles, terrassés par la maladie.

Mes prédécesseurs immédiats dans ces conférences vous ont parlé de la suppuration, des complications des plaies; ils vous ont montré, en détails, les moyens de prévenir ces complications, d'empêcher l'apparition du pus; ils vous ont dit par quelles phases était passée cette question de l'antiseptie; ils vous ont enseigné ce qu'était cette méthode et les moyens dont elle dispose, aussi bien je ne veux pas revenir sur les théories et les descriptions qui vous ont été données, si ce n'est pour vous remémorer en deux mots les grandes lignes qu'il est nécessaire que vous ayez toujours présentes à l'esprit dans cette lutte contre le pus, contre les microbes des plaies, contre les staphylocoques et les streptocoques, pour appeler par leur nom les plus communs d'entre eux.

Je les ai d'ailleurs là vivants dans les cultures que je vous montrerai à la fin de la séance, ne serait-ce que pour que vous ayez dans l'esprit dorénavant l'image des ennemis infiniment petits dont il faut préserver les blessés !

Vous les verrez avec leurs mouvements, leur forme, la coloration de leurs colonies. — Blanches ou jaunes, elles sont d'ailleurs toutes redoutables, il faut les empêcher de se développer. — Pour arriver à ce but il est nécessaire de se souvenir qu'en somme l'antiseptie se réduit aux trois préceptes suivants :

— Désinfection des mains,

— Désinfection de la plaie,

— Désinfection du matériel à pansement.

En appliquant ces principes, j'allais dire ces commandements, vous obtiendrez les résultats heureux qu'on est en droit d'espérer, même à la guerre, maintenant surtout que le matériel de pansement est en grande partie aseptisé et que tous les collaborateurs du service de santé ont saisi l'importance des découvertes de Pasteur et Lyster, — ces fondateurs de l'antiseptie.

Je pense, mesdames, que, dans les conférences qui vous sont faites, comme en toute espèce de cours, il y a intérêt à ce que l'enseignement soit continu, c'est-à-dire que les études d'une année aient leur suite naturelle dans les études de l'année suivante ; de cette façon seule on parvient au terme désiré, celui de vous présenter dans son ensemble un exposé des connaissances qui vous doivent être utiles.

M. le médecin-major Bernard avait saisi parfaitement la nécessité de cette manière de faire et vous avait indiqué, au commencement de ses conférences de l'année dernière, tout un programme où après la suppuration et l'antiseptie, il avait l'intention d'aborder les maladies infectieuses. — Il savait, par expérience, que ces dernières font plus de victimes à la guerre que les balles des ennemis. — Il avait vu le Tonkin et en vous disant adieu au mois de mars dernier, il est allé héroïquement, à Madagascar, succomber à l'une de ces terribles affections.

Compulsez les annales des guerres, je ne dis pas de l'antiquité et du moyen âge, où les secours aux blessés et aux malades étaient rudimentaires, mais celles des grandes entreprises guerrières de notre époque et vous verrez que les pertes résultant des maladies infectieuses sont cruelles et bien supérieures à celles produites par les balles ou les armes ennemies.

En Crimée sur 309.398 hommes que la France expédia dans cette région, 95.616 y sont morts, et sur ce nombre 75.000 hommes ont payé le tribut de leur vie à la maladie. Il y eut dans cette guerre de Crimée 1,934,316 journées d'hôpital pour blessures et 5.337.838 journées d'hôpital du chef des maladies infectieuses.

Il est fastidieux, mesdames, de citer des chiffres et je ne veux pas pour toutes les campagnes vous remémorer le nombre des victimes tuées par la maladie, en Italie, en 1870, au Tonkin, à Madagascar pour nous en tenir à ce qui nous concerne, les proportions seraient à rapprocher de celles de Crimée. A l'étranger, dans la guerre de Sécession, dont la statistique d'Otis nous retrace, pièces en mains, l'histoire, toujours même résultat ; la guerre Russo-Turque impose les mêmes réflexions.

En présence de ces chiffres, en présence de l'enseignement de mes prédécesseurs, j'ai pensé qu'il y avait avantage pour vous à connaître les maladies qui jetteront dans vos bras encore dans l'avenir de si nombreuses victimes et de parcourir avec vous, dans ces causeries, l'étiologie, les symptômes, le pronostic et le traitement des affections qui déciment la race humaine. Au surplus, vous y gagnerez, dans cet examen, d'avoir des notions médicales qui, dès le temps de paix, vous rendront des services. Je n'aurai garde, toutefois, à côté de ces questions importantes d'oublier que vous devez être familiarisées avec les pansements des blessures et des accidents de guerre : donc, dans ces conférences, après vous avoir parlé de certaines maladies infectieuses, nous nous occuperons des lésions chirurgicales et des moyens de traitement en usage dans la chirurgie de guerre.

Pour commencer l'application de ce programme, nous allons parler de la fièvre typhoïde.

La fièvre typhoïde est une des maladies que l'on retrouve dans toutes les guerres, on dirait qu'elle fait partie des bagages des troupes en campagne et même, dès le temps de paix, c'est une maladie des camps, des troupes en marche. Nul doute qu'elle ait eu ce rôle, dès la plus haute antiquité, mais jusqu'à nos jours où on l'a différenciée nettement, elle s'est confondue avec les autres affections donnant à l'organisme une empreinte semblable. Qui sait si, au moyen âge, dans ces épidémies taxées de peste, il n'y en a pas quelques-unes au moins qui ressortissent à la fièvre typhoïde?

L'idée première a été d'attribuer la maladie à une intoxication. Les expériences de Stich et plus tard de Panum montraient que l'ingestion de liquides putrides provoquaient de la fièvre, de la diarrhée, des lésions intestinales. L'observation était exacte et c'est elle qui amena progressivement les savants, les médecins à rattacher cette intoxication à sa véritable cause. Je rappellerai, en passant, que dans la période de tâtonnements, certaines gens voulurent croire pour la fièvre typhoïde à un simple empoisonnement par la rétention des matières fécales. Si je parle de cette théorie qui, par son exagération, a conduit ses partisans à une erreur, celle de croire à la spontanéité de la fièvre typhoïde, c'est qu'il y a là une trace de vérité que nous devons noter. Non la rétention des matières fécales ne produit pas la dothiénentérie, comme on nomme encore la maladie en question, mais elle peut favoriser son développement, absolument comme les déchets de surmenage par leur manque d'élimination peuvent venir favoriser l'éclosion de l'affection. Et voyez comme nous arrivons peu à peu aux conditions parfois remplies par le soldat. Il marche, il fatigue, il transpire abondamment, il a soif. Va-t-il choisir un eau reconnue pure, va-t-il se contenter de celle puisée au cantonnement? Va-t-il demander conseil avant de boire, avant de se jeter avidement sur le premier filet d'eau venue? Non pas. Il a soif, et, oublieux des recommandations énergiquement répétées, il s'abreuvera, au hasard de la route, à une mare, à une rigole, sans qu'on le voie, épiant le moment où il pourra se laisser aller à la satisfaction de ce besoin violent. Pourquoi n'avoir pas rempli son bidon au départ, pourquoi ? Imprévoyance, désir d'alléger la charge. Quoi qu'il en soit il puise, au passage, bien souvent une eau contaminée. Puis regardez cet homme. Il est las, les déchets organiques auraient besoin d'être éliminés de son être, mais il n'attend pas et l'eau souillée arrive en lui, et tous les germes qu'elle contient y trouvent un terrain admirablement préparé pour se multiplier et infecter l'individu. C'est là un mode de contamination bien fréquent ; que de fois je l'ai noté en interrogeant les malades. L'individu contaminé gagne le cantonnement, le camp. Là, les soldats sont répartis par petits groupes dans une maison, dans une grange, sous une tente. Notre homme suit les autres ; il est mal en train, il est brisé, il a des douleurs musculaires, il ne mange pas volontiers, il ne dort pas bien, il saigne du nez, puis voici la diarrhée, de la fièvre : il est soldat français, après tout, il résiste, mais il vit avec d'autres et, ne serait-ce qu'avec les parcelles de déjections alvines qu'il rapporte à ses souliers, il infecte le cantonnement et d'ici quelques jours, un camarade, sans savoir ni pourquoi ni comment, accusera les mêmes symptômes à une autre étape, à un autre cantonnement.

Notre premier pauvre petit soldat s'est arrêté lui, malgré son courage, son énergie, il n'en peut plus, il a la fièvre typhoïde, et après lui le camarade et ainsi de suite ; lui, sans retard, a été hospitalisé ; vous allez le voir peut-être, vous qui êtes là avec votre maternelle providence. Vous le recevrez, devant vous le médecin constatera chez lui, outre les signes déjà indiqués, une dépression générale énorme, il ne se tient plus debout le petit soldat, sa peau est brûlante, la têtelui tourne, il a sur les téguments de l'abdomen des taches rosées. Vous entendez dire qu'il y a du gargouillement dans la fosse iliaque droite, que la pression dans cette partie du bassin est douloureuse, c'est que c'est là que siègent les grosses lésions. L'intestin à ce niveau, dans des points particuliers, présente de la congestion, puis des ulcérations de la muqueuse et si la maladie marche plus vite que d'ordinaire, ou distance la médication, voilà que les ulcérations saignent abondammment, c'est l'hémorrhagie intestinale, caractérisée, pour l'observateur, généralement par une chute brusque de la température.

L'individu, depuis une série de jours, se maintenait entre 39° et 40° ; brusquement en une heure, en quelques minutes le thermomètre descend à 37°, 36°, 35°. La face est pâle, une sueur froide couvre la face, le refroidissement se sent à la main et si vous ne vous hâtez le petit soldat va être emporté ; mais vous êtes là, vous réchauffez le malade, sauf sur l'abdomen où vous appliquez une vessie de glace, vous lui faites une injection de morphine d'un centigramme pour immobiliser son intestin. Vous lui faites prendre la potion d'ergotine à 1 gramme que prescrit le médecin et souvent vous enrayez le mal, vous êtes plus fortes que la mort, vous avez été assez heureuses pour voir revenir à lui le jeune homme confié à vos soins. Dès que le danger du chef de l'hémorrhagie intestinale aura été conjuré, vous continuerez le traitement institué dès le début. Le malade prend du bouillon, du lait, ce dernier seul s'il a de l'albumine dans les urines, du café, du thé, des toniques. On lutte contre l'infection constante de l'intestin par le salol, le naphtol à la dose de 1 gramme; contre la diarrhée par le salicylate de bismuth, contre la fièvre par l'antipyrine 2 grammes, le sulfate de quinine 1 gramme, mais surtout par les lotions et les bains froids. Les lotions se font sur tout le corps avec une éponge trempée dans de l'eau vinaigrée froide. Elles doivent être pratiquées lentement et durer de 5 à 10 minutes. On les renouvelle toutes les deux ou trois heures suivant l'intensité de la fièvre. Après chaque lotion le malade est essuyé, enveloppé dans une couverture, mais peu couvert.

Entre temps on applique ordinairement des compresses froides sur la tête et sur le ventre.

Toutefois, ce mode de traitement n'est qu'une ébauche, pourrait-on dire, de l'hydrothérapie froide dans la fièvre typhoïde. En 1877, Brand inaugura cette dernière dans toute sa rigueur et sa simplicité.

Si tant est que la statistique est le meilleur procédé de jugement de la valeur d'une méthode, celle de Brand est vraiment digne de fixer l'attention et aussi de marquer un grand progrès.

Jusqu'à son apparition la mortalité dans l'armée allemande par dothiénentérie était de 25,8 pour 0/0 ; dans le deuxième corps d'armée, sous l'impulsion du médecin-directeur Abel, élève convaincu de Brand, on la vit descendre à Strasland jusqu'à 0,6 0/0 sur 300 typhoïdiques. En réunissant les statistiques de Brand et de ses élèves on ne dépasse pas 6 0/0 sur la totalité des cas; à Grenoble sur 158 typhoïdiques nous n'avons eu par cette méthode que 4 décès. Il vaut donc la peine de savoir en quoi elle consiste pour l'appliquer aussi souvent que faire se pourra. Nous faisons cette restriction, car en cas d'hémorrhagies intestinales tardives, de perforations intestinales, de péritonite, de pleurésies tardives, de faiblesse du cœur, de phthisie confirmée, il vaut mieux s'abstenir de ce moyen de traitement et laisser la place aux moyens antérieurement décrits.

La formule générale de la réfrigération qui, d'après son auteur lui-même, est loin d'être absolue, se résume ainsi : donner un bain à 20° et de 15 minutes de durée toutes les fois que la température relevée régulièrement toutes les trois heures atteint ou dépasse 39°. La baignoire est placée près du lit et assez remplie pour que l'eau recouvre complètement les épaules du malade. Si l'eau n'est pas souillée par les déjections on ne la renouvelle que tous les jours ou tous les deux jours.

Il est bon, pour éviter le saisissement de l'eau froide, de mouiller préalablement la face, la poitrine, avec de l'eau plus fraîche que celle de la baignoire; si le patient a quelque tendance à la syncope, on lui fait boire quelques gorgées de vin vieux ou d'une potion tonique.

Pendant le bain la tête et le front sont recouverts d'une grande compresse afin que les affusions que l'on va faire descendent vers la nuque. Ces affusions se font à trois reprises différentes sur la tête avec de l'eau plus froide que le bain, au commencement, au milieu et à la fin de ce dernier.

Pendant toute la durée de la baignade, il est nécessaire d'exercer une friction sur le thorax et sur les membres. On cesse l'immersion au bout de 10 à 15 minutes suivant les cas. Brand fait prendre à l'intérieur un demi-verre d'eau froide au milieu de l'opération. Comment se rendre compte que le bain est suffisant et qu'il y a lieu de faire sortir le patient de la baignoire? Comme on a coutume de le dire, au début, le malade défend sa fièvre : lorsqu'il se met à frissonner, celle-ci est vaincue, la réfrigération doit prendre fin.

Le malade est essuyé alors légèrement sauf sur l'abdomen, remis au lit, peu couvert, et une demi-heure après la sortie du bain, on reprend la température du malade et on lui fait avaler une tasse de bouillon, de thé ou de lait chaud. Pratique un peu différente de celle de Brand mais plus ordinairement employée.

Voilà cette méthode ; nous ajouterons que le degré de résistance à la réfrigération est variable avec chaque individu, mais qu'en tous cas l'abaissement de la température, pour que le bain puisse être dit efficace, doit atteindre au moins 1 degré. De même que les lotions, on répète les bains dans la même journée et un même malade peut ainsi être amené à être baigné jusqu'à huit fois dans les vingt-quatre heures.

Ainsi donc l'eau que nous trouvons comme véhicule fréquent de l'infection au début de la maladie, nous sert à combattre cette maladie elle-même et, par un juste retour des choses, est un des auxiliaires les plus précieux que nous possédions.

Nous continuerons et terminerons dans la prochaine conférence l'histoire et l'étude de la dothiénentérie en parlant encore quelque peu de son traitement, puis de ses formes, de la convalescence qui la suit, des complications et de son agent pathogène, le bacille d'Eberth.

DEUXIÈME CONFÉRENCE

Nous avons laissé, mesdames, le petit soldat atteint de fièvre typhoïde, en proie à la maladie. Je vous disais que vous étiez là le soignant avec sollicitude et tâchant, grâce à l'hydrothérapie froide, de lutter contre cette fièvre sans cesse renaissante qui, tout en usant votre patient, met en péril son existence. Je ne crois pas qu'il faille se croire maître de la situation et se figurer avoir fait tout son devoir envers lui parce que la méthode de Brand aura été appliquée avec énergie et d'une façon constante, je crois qu'il faut faire plus et penser ici également à la désinfection. Où est le mal ? Où a-t-il pris sa source pour mieux dire? Il l'a prise dans le tube intestinal presque toujours. Nos anciens avaient bien jugé en songeant à une infection primitive de ce côté et vous avez vu, vous-même, dans l'énuméré des symptômes, que leur siège correspond aux différentes portions de la voie des aliments.

C'est la bouche d'abord qui est recouverte, au niveau de la langue, d'un enduit plus ou moins épais, plus ou moins blanc sale. Quand la fièvre atteint 39°,

40° et s'y maintient, cet enduit se sèche, se durcit, transforme la langue en un organe ligneux, rougeâtre sur les bords, noirâtre en son milieu, c'est la langue de perroquet, comme disent les cliniciens; des détritus noirâtres se fixent sur les dents, sur les gencives, sur les lèvres. La gorge, outre qu'elle peut être le premier organe frappé, la porte d'entrée du germe, participe, elle aussi, au processus morbide quand l'affection évolue sans soins spéciaux de ce côté ou quand, pour une raison ou une autre, l'on ne parvient pas à nettoyer à fond l'isthme du gosier. Les amygdales, la luette, le fond du pharynx se tapissent de dépôts blanchâtres, où pullulent les micro-organismes, qui de là, si, comme cela arrive, ce sont ceux de la suppuration, gagnent l'arrière-cavité des fosses nasales, la trompe d'Eustache, l'oreille moyenne et voici des complications communes constituées : l'angine, l'otite. Il y aura donc absolue nécessité de désinfecter complètement la cavité bucco-pharyngée. On se sert pour cela de gargarismes boriqués à 4 0/0 ou de solution d'acide thymique à 1/1000. Dès le début, dès l'entrée du malade vous le forcerez à se laver la bouche et l'arrière-gorge avec ces liquides. Vous nettoierez vous-mêmes, et j'insiste, car les malades n'ont, la plupart du temps, ni la force, ni la volonté nécessaires ; vous badigeonnerez, à l'aide de tampons de coton hydrophile montés sur un manche, sur un simple morceau de bois, et trempés dans un mélange à parties égales de glycérine et de jus de citron, vous badigeonnerez toute la muqueuse accessible ; vous frotterez les dents, et, outre que vous aurez supprimé ainsi des foyers de putréfaction et de pullulation microbienne, vous aurez donné un bien-être très sensible aux pauvres malheureux qui vous seront confiés. Le petit soldat aura la langue humide, étalée, l'haleine fraîche, les dents blanches et n'aura rien à envier, de ce chef, à la plus jolie mondaine. Comment maintenant atteindre le reste du tube digestif? La réponse s'impose : vous donnerez des médicaments antiseptiques que vous ferez avaler. Les plus communément prescrits sont le naphtol, le salol, à la dose d'un gramme ou deux; le salicylate de bismuth associé à l'une des substances précédentes vous permettra d'obtenir un double résultat : la désinfection intestinale et la suppression de la diarrhée. Ainsi qu'on vous l'a dit en vous parlant de l'anatomie du corps humain, l'intestin, proprement dit, se divise en deux parties : l'une inférieure, de l'anus à la valvule ileo-cœcale, c'est le gros intestin, l'autre de la même valvule au pylore, à l'extrémité de l'estomac, c'est l'intestin grêle. Les médicaments dont nous venons de parler agiront surtout sur l'estomac et l'intestin grêle qui lui fait suite et vous vous souvenez que c'est précisément au voisinage de la valvule ileo-cœcale que les principales lésions de la fièvre typhoïde se manifestent. Les antiseptiques ingérés vont se répandre à la surface des ulcérations et des points malades et, comme sur une plaie des téguments, gêner les germes dans leur développement et hâter la cicatrisation. Reste le gros intestin. Celui-ci on l'atteint encore plus facilement ; c'est lui que les lavements irriguent exclusivement et en chargeant ces véhicules de substances antiseptiques, vous arriverez à éviter, autant qu'il sera en vous, l'infection locale de cette région. On a donné des lavements phéniqués, c'est là même un procédé de traitement employé à Lille ; ce procédé a des inconvénients, car l'acide phénique introduit dans l'organisme s'élimine par les urines, par les reins qu'il irrite et nous verrons que ces derniers ont besoin d'être ménagés dans la dothiénentérie. On donne des lavements à l'acide salicylique (1 gr.) ; on donne des lavements boriqués à 4 0/0. Enfin on donne fréquemment des lavements divers, froids, pour faire une sorte d'hydrothérapie interne à côté de l'hydrothérapie externe de la méthode de Brand. Au moyen de ces lavages intestinaux on pourra au besoin introduire également de l'opium si, pour une raison ou une autre, on cherche le repos intestinal.

Si le tube alimentaire est le foyer de prédilection de la fièvre typhoïde, il s'en faut qu'il puisse seul attirer notre attention : Outre que la maladie peut se prendre par les poumous, par l'arbre aérien, tous les organes peuvent être atteints. — La fièvre typhoïde est une infection générale, le micro-organisme végète, se multiplie, gagne de proche en proche ou frappe à distance, plus redoutable qu'une bête féroce qui est là où on la voit ; lui, agit encore à distance par les poisons qu'il sécrète et qui diffusent dans tout l'être. Quoi d'étonnant après cela que nous rencontrions toutes les lésions pulmonaires possibles, depuis la simple bronchite, symptôme et complication banale, jusqu'à la pleuro-pneumonie double, comme nous en avons noté, nous-même, certains cas. En ces cas nous devons redoubler d'efforts. Sans perdre de vue le foyer initial, la température élevée, nous lutterons d'autre part contre les localisations dans l'arbre aérien. Mais voyez comme nous sommes gênés ; déjà affaibli, surmené par le travail épuisant de la fièvre, voilà notre malade qui pouvait encore s'alimenter d'oxygène, le voilà haletant, dyspnéique, suffocant; voilà sa capacité respiratoire diminuée, sans compter que de nombreux microbes sont là, tapis dans quelque coin, attendant que le poumon, devenu suffisamment malade, soit bien à point pour qu'ils puissent y germer à l'aise et doubler de leur infection la grande infection générale. Quoi qu'il en soit de la situation terrible ainsi créée, nous soutiendrons les forces de notre malade par des toniques, nous ferons de la révulsion énergique du côté du poumon, nous surveillerons son cœur, car par contre-coup l'organe central de la circulation est touché. Déjà frappé dans sa vitalité par la dothiénentérie, les lésions pulmonaires lui donnent un surcroît de peine et fréquemment il succombe sous l'effort. Le pouls devient petit, rapide, il faiblit et vous-même, à chaque instant, pourrez vous assurer de l'état du cœur en examinant les pulsations artérielles. Vos renseignements seront utiles au médecin, qui, portant secours à l'un puis à l'autre, accablé de travail, ne pourra, lui, voir d'aussi près. Vous serez là aussi quand on fera l'analyse sommaire des urines au chevet du malade, à l'aide de la chaleur et de l'acide azotique et au dépôt que vous verrez se former dans le tube à essai, vous reconnaîtrez la présence de l'albumine. Les reins, ce filtre admirable qui laisse sortir du sang les matières mauvaises, les poisons microbiens entre autres, lorsqu'il laisse passer l'albumine, est atteint soit dans son fonctionnement soit dans sa contexture. De là, rétention des poisons sécrétés par les microbes et dangers de complications redoutables, semblables à l'éclampsie, ou constituées par une tendance effrayante aux hémorrhagies. Songez, mesdames, alors au lait que vous avez vu prescrire dès l'abord. Gorgez-en vos malades, forcez-les à boire de ce liquide vital et médicamenteux et dans la grande majorité des cas vous assisterez bientôt à la disparition de l'albumine. Le foie, la rate, dans la fièvre typhoïde, augmentent de volume; il n'y a pas jusqu'au cerveau, au bulbe, ce point de départ des nerfs de la vie animale, qui résiste à l'envahissement microbien ou toxique ; de là, dans certaines formes de fièvre typhoïde, une dépression énorme ou une excitation semblable à de la folie furieuse. Souvenez-vous toujours des bains, donnez-en quand même dans ce dernier cas, donnez-en sans vous fatiguer et bien souvent vous arriverez à sauver vos petits soldats, vos petits frères de l'armée.

Maintenant, la maladie elle-même a disparu. Plus de fièvre. Le patient voudrait tout dévorer. Prenez garde ; pendant dix à douze jours au moins résistez à cette faim qui vous implore, ne donnez que des aliments liquides ; au bout de ce temps vous lui laisserez prendre un peu de viande hachée, ou mieux quelques boulettes de pulpe de viande crue et progressivement, sans hâte, du 20e au 25e jour, vous pourrez lui octroyer des aliments solides. Songez toujours aux ulcérations intestinales pendant cette convalescence, ulcérations qui peuvent se réouvrir si vous les irritez par des particules alimentaires solides ; de là des hémorrhagies, des perforations intestinales, des péritonites mortelles.

Mais, mesdames, pareil fait ne se produira pas parce que vous saurez conserver le souvenir de ces quelques conseils ; je voudrais aussi que vous gardiez le souvenir du fauteur de tous les troubles que nous venons de repasser ensemble, c'est pour cela que je tiens à vous le montrer vivant à la fin de la présente séance. Vous verrez au microscope le bacille d'Eberth, le bacille de la fièvre typhoïde ; vous pourrez suivre ses mouvements assez complexes, puisqu'il est animé à la fois d'un mouvement de translation, d'un mouvement de reptation et d'un mouvement de trépidation. Je vous montre d'autre part un dessin de ce bâtonnet considérablement grossi ; vous remarquerez qu'il possède des cils vibratiles, fait mis en lumière, il n'y a pas encore bien longtemps, à l'institut Pasteur, par le procédé de coloration de MM. Nicole et Morax. Quand vous connaîtrez l'ennemi, il faudra savoir, outre les moyens de lutte dont nous avons parlé, il faudra encore savoir les moyens que nous avons à notre disposition pour éviter ses atteintes et sa propagation d'un individu à un autre. Retenez les indications suivantes : La plus grande propreté doit régner sur le corps et les vêtements du malade et dans sa chambre. Vous ne prendrez aucun repas dans la pièce ; avant de sortir, les mains seront nettoyées avec la brosse, l'eau chaude et le savon et désinfectées dans une solution de sublimé à 1/1000. Les linges souillés seront placés dans une petite cuve contenant de l'eau et gardés jusqu'au moment où ils pourront subir l'action de l'eau bouillante pendant une demi-heure. Les objets de literie trop gros pour prendre place dans cette cuve : matelas, oreillers, etc., seront ultérieurement désinfectés dans l'étuve à vapeur sous pression. Tous les produits émanés du patient, qui peuvent renfermer le germe typhique (matières fécales, urine, crachats), doivent être reçus dans un liquide antiseptique pour les stériliser vite et assez peu coûteux pour que son usage puisse être journalier. La solution phéniquée à 5 0/0 paraît réunir les conditions. Moyennant quoi, mesdames, nous aurons fait notre devoir.

En suivant les troupes en campagne, à côté de la fièvre typhoïde, on trouve une seconde maladie redoutable, elle aussi, par le nombre de ses victimes, je veux parler de la dysenterie. Allez au nord, dans les climats tempérés, mais surtout vers les pays chauds et vous la rencontrerez à chaque pas. Maladie de tous les temps, de tous les lieux, la dysenterie peut se définir une affection infectieuse, endemo-épidémique, caractérisée par une inflammation ulcéreuse du gros intestin et par des altérations particulières des selles ainsi que par des coliques intestinales.

A plusieurs reprises j'ai attiré votre attention sur la valvule ileo-cœcale qui sépare l'intestin grêle du gros intestin. Cherchez dans le premier la fièvre typhoïde, dans le second les lésions de la dysenterie. Dans l'une comme dans l'autre vous noterez des ulcérations plus ou moins étendues, plus ou moins profondes ; mais les symptômes ne sont plus les mêmes de par leur siège, de par l'agent pathogène qui leur donne naissance.

Longtemps, mesdames, pour la dysenterie, comme pour les maladies infectieuses en général, on a ignoré leur véritable cause et les médecins, les savants ont invoqué, pour expliquer leur production, des hypothèses plus ou moins vraisemblables, des facteurs étiologiques secondaires parmi lesquels nous en retiendrons deux: le froid agissant par une impression brusque sur le ventre, le manque d'aliments de bonne qualité ou auxquels l'organisme soit habitué. Et voyez comme cela est vrai : si nous suivons les rapports médicaux sur les différentes campagnes qui nous sont parvenus, nous remarquons que presque tous les hommes atteints ont eu à souffrir de refroidissement brusque ou de la famine. Pour ne citer qu'un exemple, l'armée anglaise en Crimée, non pourvue d'aliments ordinairement employés par la métropole pour ses troupes, les Anglais sont décimés par la dysenterie. Les médecins de cette époque nous disent qu'on observait des quantités de soldats inertes, sans force, couchés dans les tranchées et qui étaient, par suite de leur nutrition, frappés par la dysenterie, si bien que l'on en était venu à désigner cette dernière affection sous le nom de « maladie des tranchées ».

C'était, ajoutent les auteurs, absolument ce que nous avions remarqué pendant la famine d'Irlande.

D'autre part un célèbre savant, Rochard, reproduisant ce qu'il avait enregistré aux colonies nous dit : « J'ai toujours vu la dysenterie se déclarer aux pays chauds, chez des individus qui avaient passé la nuit à la belle étoile sous d'insuffisantes couvertures. » Retenons donc les deux facteurs en question, mais gardons-nous de leur donner plus de valeur que de raison. A côté d'eux, il y a le germe qui est la seule véritable cause, les causes secondes ne faisant que préparer un terrain propre à son évolution.

Deux agents pathogènes sont à l'heure actuelle en présence, l'un des deux plus élevé dans l'échelle des êtres que les simples microbes, je veux dire l'amœba coli, l'amibe du colon de Lœsch, l'autre un vrai bacille de 4 à 5 millièmes de millimètre de longueur, découvert par MM. Chantemesse et Widal. Ces deux microorganismes ont, inoculés aux animaux, reproduit la maladie. Peuvent-ils tous les deux, dans toutes les circonstances, la faire naître? c'est ce que les études journellement poursuivies nous diront. Quoi qu'il en soit, ils ont l'un et l'autre comme véhicule le même milieu et ce milieu est celui le plus communément employé par le bacille de la fièvre typhoïde, c'est l'eau. Avais-je raison de vous dire que ce liquide, si absolument nécessaire et si répandu, devait être l'objet de toutes nos vérifications et de toute notre sollicitude. Souvenons-nous toujours ici, en tout cas, de cette remarque d'un des plus savants épidémiologistes de notre époque: « Les preuves abondent du rapport qui existe entre l'immunité ou les atteintes dysentériques de bien des populations et le degré de pureté des eaux qui les alimentent » (L. Colin). Je m'arrête aujourd'hui, mesdames, sur cette saine réflexion.

TROISIÈME CONFÉRENCE

Mesdames,

J'ai commencé, dans la dernière séance, à vous parler de la dysenterie. Je vous disais que c'était là une des maladies les plus fréquentes des troupes en campagne et rapidement je vous ai montré qu'elle avait décimé les armées aussi bien au nord que dans les pays tempérés mais qu'elle présentait son plus haut degré de malignité dans les pays chauds.

Il faut que vous la connaissiez bien dans toutes ses formes et dans tous ses degrés cette affection afin de ne pas la confondre, ce qui serait d'ailleurs très facile, avec la fièvre typhoïde d'une part, la fièvre palustre et le choléra d'autre part.

Je ne saurais mieux faire, pour la caractériser nettement à vos yeux que de repasser avec vous ses principaux symptômes.

Je suppose un homme sain, un de ces soldats tout joyeux que vous avez vu partir au début des hostilités, marchant plein de confiance et l'air gaillard à la rencontre des ennemis. Quelque temps après l'avoir perdu de vue, vous le voyez revenir ; c'est vous, c'est moi qui allons le recevoir et à voir sa profonde tristesse, son apathie pour tout ce qui l'entoure, vous vous demandez si c'est bien le même individu. Si vous l'interrogez il vous racontera : Il allait content, comme les camarades, chantant sur la grande route qui serpente au loin en face de lui, lorsqu'un beau jour, il s'est aperçu incidemment qu'il avait de la diarrhée bilieuse, inodore, avec cela un peu de diminution de l'appétit, mais pas de frissons, pas de fièvre. Ce n'est plus, vous le voyez bien, le début de la fièvre typhoïde.

Les selles ont, dans la dysenterie, des caractères précis qui changent et accentuent d'ailleurs souvent la gravité de l'affection et leur description doit être faite, en montant minutieusement cette échelle d'intensité, du bas jusqu'au sommet.

De simplement diarrhéiques et bilieuses, les évacuations sont devenues de plus en plus visqueuses, puis elles renfermaient des grumeaux jaunâtres striés de sang.

Vous remarquerez, mesdames, en suivant les malades d'un peu près, que l'apparition du sang, où qu'elle se produise, a le don d'effrayer, souvent outre mesure, les patients. Et de fait, votre individu, celui qui vous fait le récit de son mal, s'est présenté au médecin vraisemblablement au moment où il a vu du sang dans ses déjections. Le médecin n'a pas été long à faire le diagnostic et c'est ainsi que le soldat en question vous arrive. Maintenant qu'il est confié à vos soins, vous pourrez à loisir l'observer. Les évacuations vont devenir semblables à du frai de grenouille, puis elles perdent leur viscosité, elles deviennent liquides, semblables, comme l'on dit, à de la *lavure de chair*. D'inodores elles acquièrent une odeur horriblement fétide. Au milieu de la sérosité nagent des débris de membranes, des *râclures de boyaux*, expression commune, mais exacte, car il s'agit bien ici de lambeaux de la muqueuse intestinale rejetés. Ces fragments de muqueuse peuvent avoir 2, 3 centimètres, ou atteindre des proportions plus grandes et représenter un manchon complet, constitué par de vastes portions des tuniques internes de l'intestin expulsées après s'être détachées du reste du conduit alimentaire par un processus gangréneux. Ce processus gangréneux, il est aisé de le suivre lorsqu'on a sous les yeux, à la suite d'une autopsie, par exemple, l'intestin ouvert et étalé.

Dans la dysenterie, en effet, la lésion locale n'est autre qu'une nécrose des feuillets internes du gros intestin, laissant après elle des ulcérations plus ou moins profondes qui, dans les cas graves, peuvent engendrer une véritable perforation. J'ai parlé du gros intestin et non de l'intestin grêle, retenez que ce dernier est le siège ordinaire de la fièvre typhoïde, et que le gros intestin est le foyer de pullulation des germes dysentériques.

Qui dit plaie dans un milieu infecté dit suppuration; vous ne serez pas étonnées, par conséquent, d'apercevoir du pus dans les déjections, une fois les ulcérations constituées. Comment le malade va-t-il réagir en présence de cet état de son gros intestin? Tout d'abord, il aura un nombre de garde-robes d'autant plus grand que l'affection sera plus grave. De 20 à 25 dans les cas de moyenne intensité par 24 heures, les selles peuvent se répéter 50, 60, 100, et jusqu'à 200 fois dans le même laps de temps. A ces selles déjà extrêmement fatigantes par leur répétition s'ajoutent *des douleurs abdominales*, *des coliques*, *des épreintes*, *du ténesme*.

Les évacuations sont précédées et accompagnées de douleurs abdominales intenses qui affectent de singuliers caractères de localisation.

Ces épreintes ou faux besoins partent de l'hypogastre, s'étendent en haut le long du colon ascendant, gagnent le flanc gauche et redescendent par l'S iliaque jusqu'au rectum et à l'anus. Cette sensation extrêmement douloureuse de torsion devient de plus en plus cuisante au moment où elle parvient à l'anus, provoque alors un besoin insurmontable d'expulsion, besoin qui persiste dans l'intervalle des épreintes, d'où naît une incessante et cruelle envie d'aller à la garde-robe.

C'est une sensation atrocement pénible. La palpation du ventre est douloureuse, ainsi d'ailleurs que tout mouvement provoqué, de sorte que le malade cherche à restreindre ses gestes et tâche de s'immobiliser. Il se tient presque toujours couché sur le côté, les cuisses fléchies sur l'abdomen, sans mouvement.

Vous comprenez maintenant pourquoi cet aspect du patient que je vous signalais au début de cette étude. C'est l'instinct de défense contre la douleur qui lui donne cette apparence particulière. Je vous ai dit aussi qu'il ne fallait pas chercher ici le symptôme *fièvre*, vous verrez aussi nos soldats se plaindre rarement de maux de tête, mais ce que vous constaterez c'est la rareté des urines, rendues goutte à goutte. Ce que vous constaterez encore à une période plus avancée, c'est l'amaigrissement rapide et progressif de tout l'être, c'est l'aspect de la langue dépouillée, rouge, c'est la soif vive, puis l'urine se supprime, la voix s'éteint, les extrémités deviennent froides, et si vous avez rencontré parfois des cholériques, le tableau qui vous est offert en ce moment vous les rappellera. Vous ne confondrez pas cependant les deux maladies, si vous vous souvenez que les selles dans la dysenterie et le choléra n'ont point la même composition, qu'enfin, dans ce dernier, l'on observe toujours des crampes affreusement pénibles dans les membres.

Faites varier l'intensité des symptômes que nous venons de noter ensemble, faites varier l'association entre eux ou avec des phénomènes empruntés à une affection concomitante, et vous aurez les formes diverses de la maladie.

C'est dans *la forme bilieuse* l'extravasation dans les tissus de la bile, perte de l'appétit, vomissements bilieux. Les conjonctives, la muqueuse sub-linguale prennent une teinte subictérique.

Dans *la forme hémorrhagique*, des pertes de sang abondantes à chaque évacuation, des saignements de *nez profus*, des ecchymoses et des taches purpuriques à la peau.

C'est la *forme typhoïde* avec son énorme dépression, sa fièvre, ses troubles cérébraux, mais sans taches rosées et avec des vomissements, ce qui impose le diagnostic.

C'est la *forme algide, cholériforme* dont nous avons ébauché la description tout à l'heure. C'est la *forme gangréneuse* avec ses éliminations de muqueuses sphacelées considérables, son état général grave, le pouls faible et petit.

Enfin c'est la *forme rhumatismale* où vous retrouvez, accompagnant la dysenterie, des fluxions articulaires, le gonflement des genoux spécialement.

Vous voyez, mesdames, que nous ne manquons pas ici de manifestations, mais reportez-vous toujours aux grands signes caractéristiques qui ne manquent jamais. D'ailleurs fixez dans votre esprit le schéma de la localisation des lésions que je vous dessine au tableau et par simple déduction vous retrouverez rapidement les grandes lignes de l'affection qui nous occupe.

Parmi les nombreuses maladies, qui peuvent frapper l'individu, il faut faire trois catégories, si l'on ne considère que leur marche et leur durée. Les unes sont toujours aiguës c'est-à-dire que leur évolution terminée soit par la guérison, soit par la mort, n'embrasse que quelques jours, telles sont la scarlatine, la rougeole, les fièvres éruptives, la fièvre typhoïde ; d'autres peuvent être chroniques d'emblée c'est-à-dire déterminer du côté de l'organisme une réaction bien moins vive que les précédentes et demander pour se dérouler des mois, des années ; enfin la troisième catégorie comprend celles qui peuvent être, suivant les cas, ou aiguës ou chroniques : la dysenterie fait partie de ces dernières. Nous venons de passer en revue ses formes aiguës, nous devons envisager maintenant la dysenterie chronique et n'allez pas croire que, parce que la réaction sera moins vive, l'affection soit moins grave. Si elle n'est pas rapidement enrayée au contraire, elle conduira sa victime d'un pas lent, mais sûr, jusqu'au tombeau.

Qu'elle succède à des récidives de la maladie aiguë ou qu'elle se montre chronique, dès l'abord, ses symptômes sont les mêmes, les traces qu'elle imprime à l'individu, de même conformation.

Les selles varient d'aspect : il y a ordinairement des alternatives de constipation, de diarrhée et d'état normal. Généralement il n'y a pas de sang dans les évacuations, presque toujours les selles de l'état chronique sont brunâtres, quelquefois purulentes souvent aussi lientériques, autrement dit, composées de matières alimentaires peu altérées.

Le malade a encore des besoins incessants, mais non accompagnés d'épreintes ni de tenesme. Les seules douleurs sont dues à l'inflammation ulcéreuse de l'anus.

L'appétit n'est pas aboli; souvent même, il est exagéré : les digestions sont lentes, les repas amènent presque toujours une recrudescence de la diarrhée.

La langue est rouge, fendillée, saignante, les gencives saignent aussi, l'haleine est fétide. Les urines sont ou supprimées ou transformées en un mélange de pus et de mucus. La maigreur est considérable. Le malade, arrivé à un véritable état de squelette, est confiné au lit, en proie à une extrême faiblesse. La paroi abdominale semble collée à la colonne vertébrale. Non seulement il n'y a pas de fièvre, mais la température tend à s'abaisser au-dessous de la normale, le pouls est petit, la peau sèche et rugueuse. Vers la fin, des ulcérations se produisent presque partout à la cornée, dans la bouche, la gorge, des eschares se forment au sacrum et aux coudes et avec cela, le patient conserve une remarquable lucidité intellectuelle.

Voilà le tableau ordinaire, sans parler de complications possibles du côté de tous les organes internes.

Maintenant que nous avons envisagé le danger de la dysenterie sous toutes ses formes, voyons le remède. Et d'abord, retenons que la dysenterie est une maladie infectieuse, contagieuse, épidémique et qu'il faudra s'adresser à chacun de ces trois éléments.

1° *Eviter l'infection.* — Je vous ai parlé dans la conférence précédente du rôle considérable des eaux de boisson comme moyen d'infection. On ne se servira que d'eau bouillie sous forme de thé, de café léger dans les pays sujets à caution, ou bien l'on filtrera l'eau de boisson avec un filtre Chamberland, et j'insiste sur la marque du filtre. On évitera de vivre en contact avec la terre remuée ou souillée de matières fécales, car le germe dysentérique vit très bien dans le sol et se trouve parmi ceux qui y vivent le plus longtemps. On surveillera le régime alimentaire, on exclura les aliments indigestes : biscuit, lard salé.

Enfin il faudra le protéger contre les brusques changements de température.

Le second et le troisième but qu'on doit se proposer sera de lutter contre la contagion et d'éviter ainsi les épidémies.

On évacue les malades, car la dysenterie est souvent moins grave lorsque les individus atteints changent de climat et, pour cette raison, ils vous arriveront en foule. Il faudra soigneusement désinfecter les vases et les linges souillés, rejeter de leur alimentation les légumes aqueux ou farineux, les viandes chargées de graisse. Les œufs et le lait feront surtout les frais du régime alimentaire. Le régime lacté absolu s'impose dans la dysenterie chronique.

— Voilà bien des précautions, direz-vous ; mais le remède ? y en a-t-il un ou plusieurs sur lequel ou lesquels on puisse compter ?

Je suis heureux de vous répondre oui. Nous avons contre la dysenterie un traitement héroïque, selon l'expression consacrée en médecine. Je vous fais, par conséquent, grâce des méthodes, au moins bizarres, émanées des théories de Broussais.

Le médicament par excellence est l'*ipéca*, il joue ici le même rôle que le quinquina dans la fièvre intermittente.

Le meilleur procédé d'administration est celui qui suit et qui est dû à Delioux de Savignac.

Prenez poudre d'ipéca, 4 grammes ; faites bouillir 5 minutes dans l'eau (300 grammes), filtrez et ajoutez sirop d'opium 30 gr., hydrolat de cannelle, 30 gr.

Cette potion est administrée par cuillerée à bouche d'heure en heure. La potion doit être prise dans les vingt-quatre heures, dans les cas de dysenterie grave ; on a proposé de substituer à l'ipéca une plante aujourd'hui commune en France, l'ailante glanduleux ou vernis du Japon. On utilise la racine de la façon suivante :

Pilez 20 à 48 grammes de racine fraîche dans un mortier avec cinq cuillerées d'eau, puis exprimez le tout à travers un linge. A prendre par cuillerée à bouche.

Les lavements seront très utilement employés ; ils peuvent en effet agir directement ici sur la région malade. Je vous recommande tout spécialement celui conseillé par Trousseau et qui m'a donné des résultats fort heureux personnellement dans une épidémie sévère que j'ai été appelé à combattre sur la frontière italienne. C'est le lavement au nitrate d'argent (5 à 10 centigrammes pour 120 grammes d'eau aux enfants, 25 à 50 centigrammes pour 200 grammes aux adultes).

Nous en avons fini avec ce sujet; je dois maintenant m'excuser, mesdames, de vous avoir conduites par une route aussi peu semée de fleurs; mais en fait de dévouement et vous savez ce que c'est, vous, femmes, bien mieux peut-être que nous, en fait de dévouement plus la besogne est repoussante, plus grand est le mérite. Au milieu de ces misères, regardons plus haut, regardons le but, « sursum corda ».

QUATRIÈME CONFÉRENCE

Mesdames,

Ce que vous voyez dans ce flacon hermétiquement bouché est une culture de grippe dans du bouillon.

Contrairement à l'habitude que j'ai de vous montrer l'agent pathogène des maladies dans une préparation microscopique extemporanée, celui-ci je ne vous le montrerai qu'en photographie. Il diffère, en effet, des germes de beaucoup d'autres maladies en ce qu'il se transmet par l'air avec une incroyable facilité. Je me propose de vous faire toucher du doigt cette vérité tout à l'heure.

La grippe est une affection toute particulière, à formes multiples et qui, grâce à sa multiplicité d'aspects, a dérouté pas mal d'observateurs.

Alors que d'autres maladies épidémiques ont l'air de disparaître de la surface de notre planète, elle, la grippe, est apparue relativement dans les temps modernes et, comme une autre de ses congénères, la diphtérie, a pris une acuité telle que les épidémies cholériques, dans nos régions, lui sont inférieures en morbidité et en mortalité, à l'heure actuelle. Nous la voyons pour la première fois en 1510, puis tour à tour légère et terrible au XVIe, au XVIIe et au XVIIIe siècle, voilà que de nos jours elle compte parmi nos plus terribles ennemis. On lui a donné différents noms suivant les époques et suivant son intensité. *Laugier*, un médecin du siècle dernier, l'appelait folette, coquette, maintenant on l'appelle plus volontiers *influenza*. Ce dernier terme la caractérise bien, ce qui l'entache d'horreur, c'est qu'elle se communique non plus par un contact plus ou moins direct, comme la fièvre typhoïde, le croup, la dysenterie, mais par un milieu qui nous entoure en tous lieux, par l'air.

Lisez le compte rendu des épidémies anciennes et vous verrez qu'à plusieurs reprises, tout d'un coup elle a frappé toute l'Europe. Il est curieux même que les savants, dans la recherche de la cause, se soient peu préoccupés de cette donnée. Mesdames, vous avez été bien placées, vous, pour comprendre toute la gravité du sujet qui nous occupe, vous avez encore présent à l'esprit le voile de deuil qui, du chef de cette terrible adversaire, a obscurci l'année dernière le ciel de Dijon. Vous avez vu la maladie dans une de ses modalités les plus redoutables, vous n'avez pourtant pas vu, comme moi, ce qu'elle peut produire de plus épouvantable, mais n'anticipons pas.

L'Académie de médecine, frappée comme vous, comme moi, des ravages de la grippe, mit au concours en 1894 la recherche de la cause, du germe de l'influenza. Après des recherches nombreuses, pénibles sur les vivants et sur les morts, sur les animaux, le mémoire que je lui adressai sur ce sujet fut récompensé dans la séanee solennelle du 11 décembre 1894 ; je puis donc vous dire, avec quelque qualité, ce que je pense sur ce sujet.

La grippe, quelles que soient ses formes, est due à un micro-organisme unique ; ce microbe, comme la maladie elle-même, est un véritable protée, tour à tour double point, bâtonnet court, long bâtonnet avec des points juxtaposés dans son intérieur, toujours mobile ; j'ai démontré qu'il infectait le sang, toutes les humeurs, tous les organes y compris le bulbe et l'encéphale. J'ai affirmé, avec preuves à l'appui, qu'à toutes les périodes de la maladie on pouvait le trouver dans le liquide sanguin par un simple examen microscopique fait au lit du malade ou dans le sang du cœur sur la table d'amphithéâtre. Dans les formes graves, dans les poumons, dans les reins, dans la rate, dans le conduit alimentaire, il foisonne partout et, quel que soit le point où on le recueille, si on le cultive et si on l'inocule aux animaux (cobayes, lapins), il les fait mourir après avoir présenté des symptômes analogues à ceux de l'influenza chez l'homme. Je suis allé plus loin, j'ai donné la maladie aux animaux par l'eau de boisson, comme l'avait indiqué mon savant maître et ami, M. le professeur Teissier, de Lyon ; je l'ai donnée par l'air et voici comme je m'y suis pris. Au milieu d'une cabane où se trouvaient quatre cabayes infectés, j'ai suspendu dans une cage en treillis métallique fin flambé un cobaye sain et quatre jours après, il mourait avec les symptômes de la grippe et le sang rempli des diplobacilles, fauteurs de l'affection. J'ai montré enfin que les poisons sécrétés par le microbe pendant sa vie, que ses toxines, autrement dit, étaient pathogènes et qu'il se mouvait grâce à des cils vibratiles analogues à ceux du bacille d'Eberth.

Au surplus, mesdames, les photographies que je vous fais passer vous montreront ce germe morbide sous tous ses aspects.

Je vous ai dit que ce qui avait fait jusqu'à ces dernières années la difficulté à laquelle se heurtaient médecins et observateurs, c'étaient les modalités cliniques différentes qu'affecte la maladie, le moment est venu de vous décrire à quoi vous reconnaîtrez, près d'un lit d'hôpital, l'affection.

Elle peut revêtir trois formes principales :

La forme nerveuse, la forme thoracique, la forme gastro-abdominale.

Forme nerveuse. — Un signe qui ne manque jamais, quel que soit le malade, c'est la *brusquerie du début*. Dans les maladies dont nous avons déjà parlé, il y avait une incubation appréciable, pendant quelque temps, les malades n'étaient pas à leur aise et présentaient des symptômes atténués qui donnaient l'éveil. Ici, rien de tout cela, l'incubation est de un, deux jours, souvent moins et, à une heure déterminée, que peuvent préciser les patients, la maladie éclate. Le premier fait est une céphalalgie intense, gravative, localisée par les uns à la nuque, par d'autres aux tempes, mais toujours extrêmement douloureuse, c'est de la courbature générale ensuite : « Il me semble que j'ai été roué de coups », dit la victime. C'est une douleur de reins, la rachialgie, qui n'a d'analogue que ce qu'on nomme communément un tour de reins ; c'est de la fièvre parfois extraordinairement élevée atteignant 40°, 40°,5, 41°. Avec cela, un pouls dont la rapidité n'est pas en rapport avec la température. Si les symptômes s'arrêtent là, nous avons la forme bénigne nerveuse, mais s'ils continuent leur marche, nous allons assister aux troubles d'une véritable méningite, et de fait, la méningite cérébro-spinale épidémique n'est autre, comme je l'ai démontré dans un mémoire paru à Paris en 1895, que la forme nerveuse de la grippe portée à son paroxysme.

La céphalalgie devient intenable, les pupilles sont dilatées, le malade ne peut se tenir debout et, s'il est couché, ne sait où reposer sa tête, en proie à des convulsions, il pousse des cris continus, il perd connaissance ; d'autres fois, il est recroquevillé sur lui-même, en chien de fusil, insensible à tout ; il a de la constipation ou une diarrhée avec selles involontaires ; les mictions, également involontaires, souillent le lit, à moins qu'une rétention d'urine opiniâtre n'oblige à recourir au cathétérisme. L'urine qu'on retire est chargée d'albumine. Des paralysies apparaissent et le patient est emporté dans une crise ou s'éteint dans le coma, dans l'insensibilité générale.

Il faut avoir vu et soigné ces malheureux semblables à des fous furieux, ou immobiles comme des cadavres pour se faire une idée de l'aspect d'une salle d'hôpital occupée par de pareils malades. Faites-vous, mesdames, à cette idée d'avance afin que, toujours attentives, mais non troublées, vous puissiez soigner les pauvres gens de la façon rationnelle que nous verrons plus loin.

La seconde forme de la grippe est la *forme thoracique*, c'est celle que vous connaissez pour l'avoir observée à côté de vous en 1895. Toujours le début brusque, le facies vultueux, les yeux brillants, la courbature générale, la fièvre; mais bientôt les symptômes pulmonaires apparaissent; c'est tantôt une bronchite généralisée, avec ses râles encombrant l'arbre aérien, la toux, l'expectoration grisâtre caractéristique de la grippe, c'est en d'autres occasions, occasions les plus fréquentes, le symptôme appelé fluxion de poitrine, c'est-à-dire la pneumonie, la pleurésie soit séreuse, soit purulente. Cette dernière s'explique, ainsi que je l'ai indiqué, par l'association du bacille de l'influenza avec les microbes de la suppuration. Ne vous ai-je dit que ces derniers existent chez la plupart des individus dans la bouche, dans l'arrière-cavité des fosses nasales.

La grippe ouvre la scène, son germe frappe à la suite d'un refroidissement le point de moindre résistance, le poumon et son enveloppe pleurétique dans ce cas, et les germes de la suppuration, tapis dans l'ombre, attendant à l'affût le moment propice et le terrain préparé, s'élancent de leur repaire, évoluent avec une incroyable rapidité et forment le pus qui obstrue les bronches, de divers calibres, les alvéoles pulmonaires ou bien remplit bientôt la cavité de la plèvre. Comment, sans tenir compte de ces données, se manifestera à nous la fluxion de poitrine, la pneumonie, la pleurésie?

Le premier signe sera une élévation nouvelle et très brusque de la température pour la pneumonie, puis un point de côté horriblement aigu, puis des crachats sanguinolents, rouillés, visqueux, purulents.

Dans la pleurésie à épanchement citrin ce sera une fièvre moins élevée, une voussure du thorax, du côté malade, un point de côté, de la dyspnée. Dans la pleurésie purulente,ce sera une élévation de la température quotidienne et vespérale, un amaigrissement rapide, de l'œdème de la paroi thoracique que vous reconnaîtrez par la pression du doigt sur les téguments où il laissera une empreinte, enfin par l'albumine dans l'urine.

Vous entendrez le médecin, en cas de pneumonie et après avoir examiné son malade, dire qu'il y a matité, augmentation des vibrations thoraciques dans la pneumonie, diminution du murmure respiratoire, abolition des vibrations dans la pleurésie, matité, souffle dans l'une et l'autre occurrence, puis vous le verrez formuler le traitement dont nous parlerons tout à l'heure.

Il nous reste à parler de *la forme abdominale*. Supposez, mesdames, en consultant vos souvenirs, que vous êtes en présence d'un typhoïdique dont les accidents ont débuté *brusquement*, qui a la langue étalée, blanchâtre, des vomissements et des alternatives de fièvre élevée et d'apyrexie presque complète et vous aurez le tableau qu'offrira à vos yeux un grippé pris par le tube gastro-intestinal. Vous remarquerez pourtant que le grippé n'a pas à proprement parler de taches rosées sur le ventre ; mais fréquemment une éruption sur les bras et le tronc, éruption plus précoce que celle des taches rosées dans la fièvre typhoïde ; vous noterez aussi qu'ici les rechutes sont plus fréquentes que dans la dothiénentérie et que l'albumine dans les urines ne manque presque jamais.

Il me semble utile de vous indiquer sommairement le moyen le plus courant pour déceler la présence de l'albumine dans l'urine. Il faut que vous soyez familiarisées de bonne heure avec la méthode, afin que vous puissiez l'appliquer rapidement et sans hésitations.

Pour cette analyse qualitative on verse dans un tube à essai, semblable à celui que je vous montre, un peu de l'urine à examiner, le quart du tube environ, on y laisse glisser le long des parois deux gouttes d'acide acétique ; on chauffe sur une lampe à alcool en ayant soin de tourner constamment le tube entre les doigts, comme je le fais devant vous ; on arrive ainsi à l'ébullition et l'albumine apparaît sous forme d'un louche blanchâtre qui s'accuse de plus en plus.

Il est nécessaire de faire la contre-épreuve par l'acide azotique. On prend, dans un autre tube, la même quantité d'urine et lentement, toujours le long des parois, on verse goutte à goutte l'acide nitrique, au niveau de l'intersection des deux liquides se voit bientôt un anneau blanchâtre d'albumine dont les dimensions permettent de préjuger de la teneur de l'urine en expérience.

Ceci dit, vous comprendrez parfaitement, pour peu que vous vous reportiez aux données qui ont commencé cette conférence, la raison d'être de tous les troubles que nous avons passé en revue ensemble.

Dans la forme nerveuse, le microbe et ses toxines ont porté leur action sur le cerveau, ce qui explique la céphalalgie, sur le bulbe, ce qui explique la douleur à la nuque, sur la moelle ce qui explique la douleur de reins. Si l'action se prolonge, les troubles fonctionnels s'accusent, les nerfs émergeant de l'axe cérébro-spinal sont influencés dans leur fonctionnement et dans leur vie, de là les convulsions, la dilatation des pupilles, les cris, les paralysies, les selles involontaires, la rétention d'urine, les troubles cardiaques, le coma et la mort. Si le diplobacille s'est localisé sur le poumon ou la plèvre c'est la forme thoracique décrite avec ses complications.

Si c'est le tube gastro-intestinal qui est pris, c'est cet état thyphoïde dont nous avons parlé. Vous ne vous étonnerez pas non plus, puisque tous les organes sont infectés par le sang qui véhicule le germe morbide, de voir les reins altérés et l'albumine apparaître ; vous ne serez point surprises que le foie et la rate soient douloureux et considérablement augmentés de volume.

A ces diverses situations critiques que faudra-t-il opposer? Nous touchons, mesdames, à un des problèmes les plus délicats de notre époque. Rappelons-nous encore les habitats du germe pathogène en dehors de l'organisme, nous avons cité l'eau. Notre maître M. Teissier, lors de l'épidémie immense de 1889-90, fut envoyé en Russie par le Ministère pour étudier le foyer principal et ayant cultivé et examiné l'eau de la Moskowa la trouva infectée par le diplobacille grippal. Nos expériences personnelles nous ont permis d'avancer que dans l'eau la plus pure et l'eau stérilisée le bacille de l'influenza vivait jusqu'à 18 jours. Donc filtrons notre eau ou faisons-la bouillir.

Le mode de propagation le plus à craindre ne se fait pourtant pas par l'eau. Je vous ai laissé pressentir que c'était l'air ; mais ainsi que vous le saisissez parfaitement, l'air vecteur du micro-organisme est celui qui s'est trouvé en contact pendant un certain temps, en espace clos, avec un individu atteint déjà de la maladie. J'ai raconté, en 1890, l'anecdote suivante, qui, depuis, a été reproduite par les livres classiques.

Je fus appelé en janvier 1890 auprès d'un lieutenant de chasseurs alpins atteint d'une forme nerveuse typique de la grippe et comme je cherchais où il avait pu se contaminer, il me confia que la veille au soir il avait assisté à un bal dans la famille d'un jeune Saint-Cyrien envoyé de l'école chez lui à la suite d'une atteinte d'influenza, qui venait de sévir avec intensité dans cet établissement. A 11 heures du soir, me dit-il, tout le monde était heureux et bien portant ; à minuit sept personnes s'en allaient et quittaient brusquement la fête siderées par une céphalalgie aiguë, une courbature impossible à expliquer, des frissons violents. J'eus l'occasion, dans la même journée, de voir six sur les sept personnes contaminées, toutes avaient les mêmes symptômes. Nous retiendrons cet exemple et nous éviterons, en temps d'épidémie, l'air confiné. J'ai toujours vu, pour mon compte, les gens fort occupés au grand air résister à la contagion. Inutile d'ajouter que toutes les causes de dépression de l'organisme seront, comme en tout temps d'épidémie, soigneusement évitées.

En voilà, plus qu'il n'en faut pour nous tracer une ligne de conduite contre la contagion. Nous examinerons, dans la prochaine séance, les diverses médications à employer contre la grippe et ses redoutables complications ; pour aujourd'hui je forme le vœu que, grâce aux précautions que vous ne manquerez pas de prendre, le fléau ne vous atteigne pas et laisse subsister des êtres qui se consacrent si généreusement aux soins de leurs semblables. Comme disaient les Romains : « Di omen avertant ! » ce que je traduirai, comme nos Pères, « Dieu vous garde ! »

CINQUIÈME CONFÉRENCE

Mesdames,

Je vous présente un brave soldat, retour de Tananarive où il est arrivé avec la colonne volante en sonnant la charge. Il est atteint de paludisme. Je vous prie de remarquer son teint, son habitus extérieur absolument caractéristique. Je ferai appel à vos souvenirs à ce sujet dans un moment quand nous aborderons l'étude des fièvres palustres. Je lui rends sa liberté et nous allons reprendre nos études au point où nous les avions laissées avant d'aborder la question principale de cette conférence.

Je vous ai parlé dans notre dernière réunion de la grippe, de son étiologie, de ses causes, de ses formes. Il nous reste à voir son traitement.

J'ai essayé de vous faire nettement saisir le pourquoi des symptômes que l'on observe dans cette affection. Grâce à quelques digressions anatomiques et quelques figures au tableau, j'ai lieu de croire que vous avez saisi la raison d'être des divers troubles morbides.

En premier lieu, le fait dominant dans toute l'histoire de la grippe, c'est, comme pour d'autres maladies, l'infection générale. On a conseillé et nous donnons dans toutes les formes les deux plus puissants antiseptiques intérieurs que nous possédions : le salol et le naphtol. On les administre à la dose de 1 à 2 grammes par 24 heures en cachets. Ceci posé, à la forme nerveuse, commune, bénigne, la plus fréquemment observée, qu'opposera-t-on ? Nos anciens, les vieux, avaient bien jugé, ils conseillaient la chaleur et toutes les préparations pouvant amener une sudation abondante. C'était le repos à la chambre et au lit, les boissons chaudes. Nos prédécesseurs agissaient bien. Des expériences de laboratoire auxquelles nous nous sommes livré, il résulte, en effet, que la chaleur est un des plus puissants ennemis du diplobacille de la grippe : elle le paralyse et par sa continuation l'annihile et le tue. Vous donnerez donc du thé au rhum en abondance, du café chaud, des grogs; contre la fièvre, de l'antipyrine qui, à son action antethermique joint celle de calmer les douleurs et vous savez qu'il y a ici nécessité puisque la céphalalgie et les douleurs de reins sont intenses.

A la forme nerveuse grave, celle qui donne des symptômes et des lésions méningitiques, on oppose encore les moyens précédents, mais on augmente la dose d'antipyrine jusqu'à 4 gr. et on l'associe à la quinine (1 gramme) qui tout en étant fébrifuge est aussi un antiseptique; quand il y a de l'intolérance gastrique, des vomissements, on donne l'un et l'autre de ces agents thérapeutiques en lavement ou en injections sous-cutanées, comme vous avez coutume de le voir faire pour la morphine. Cette dernière est aussi utile ici pour donner au malheureux le repos réparateur, pour lutter contre les convulsions et les douleurs horribles qui tourmentent le patient, mais un élément indispensable et extrêmement puissant, auquel nombre d'individus doivent d'être encore de ce monde, c'est l'hydrothérapie tiède. Ici, il n'est plus question, comme dans la fièvre typhoïde, de refroidissement nécessaire, je vous ai dit l'action de la chaleur, ce sont des bains tièdes que l'on donne toutes les trois heures, des bains prolongés de 20 minutes, une demi-heure et dans le cours desquels on ne fait aucune friction, on ne provoque aucune excitation cutanée; ce qu'il faut c'est une sédation générale. Et les résultats obtenus par cette méthode sont là pour témoigner de sa valeur. Le malade essuyé, épongé plutôt mollement au sortir du bain, est remis douillettement au lit, loin des bruits extérieurs et de la lumière violente et le calme réparateur revient. Si des congestions sont à craindre du côté de l'encéphale et du bulbe, on applique en outre des sangsues aux apophyses mastoïdes, ou des ventouses scarifiées (une ou deux) au voisinage de la nuque. Si le cœur faiblit on a recours à la caféine. Cette caféine joue un rôle prépondérant dans la cure de la grippe thoracique. Ici, les viscères de la poitrine sont en danger ; le cœur, soit qu'il soit directement atteint, soit qu'il subisse simplement le contre-coup des lésions pulmonaires graves que nous avons décrites, le cœur est toujours gêné dans son fonctionnement. Il faut le soutenir, lui rendre sa force et même l'augmenter. La caféine est le médicament précieux qui remplit ces indications ; on la donne, elle aussi, en injections sous-cutanées, à la dose de 0 gr. 50

centigr. ou de 1 gramme. La solution, il faut se le rappeler, doit contenir autant de benzoate de soude que de matière active pour permettre la complète dilution de cette dernière. A côté de la caféine deux médicaments se placent avec des propriétés qu'on pourrait taxer d'héroïques, ce sont le chlorhydrate et l'acétate d'ammoniaque. Ils agissent 1° en portant à la peau, 2° en forçant l'appareil respiratoire à se vider de ses sécrétions et de ses produits morbigènes. Marotte, en 1891, a préconisé le premier à la dose de 3 à 5 grammes ; pour moi, bien qu'ayant employé le chlorhydrate, je préfère l'acétate dont on peut faire varier les doses depuis 2 grammes pour les tout petits enfants jusqu'à 15 pour les adultes. L'un et l'autre s'administrent en prenant comme véhicule une potion de Todd, qui masque leur goût et présente des propriétés stimulantes particulières.

Il faudra aussi faire de la révulsion sur le thorax exclusivement avec des ventouses répétées, des sinapismes, des linges sinapisés, jamais de vésicatoires, ces derniers, en effet, ont une action *nocive* du côté des organes génito-urinaires et, comme vous le savez, l'albumine presque constamment observée dans les urines nous met en garde contre toute tentative qui pourrait avoir ce résultat.

S'il s'agit de bronchite généralisée, de pneumonie, vous avez le traitement complet ; si au contraire il y a pleurésie, la ligne de conduite générale est la même ; mais vous verrez opérer des ponctions avec l'appareil aspirateur pour retirer le liquide épanché et dans le cas de pleurésie purulente vous verrez pratiquer l'opération de l'empyème, qui n'est autre chose qu'une large incision dans les parois de la poitrine, permettant l'évacuation complète du pus et de grands lavages antiseptiques.

Dans le traitement de la forme gastro-abdominale de la grippe, la méthode à employer est la même que celle dont on se sert contre la fièvre typhoïde, avec le soin de donner, comme nous l'avons fait remarquer tout à l'heure, des bains tièdes.

Un point capital, une fois la guérison atteinte, c'est la surveillance à exercer sur le malade ; il faut éviter de lui permettre de sortir trop tôt, car il n'est pas rare que s'exposant au froid après une atteinte légère, il soit pris d'une récidive mortelle. Ce n'est point ici, comme dans la fièvre typhoïde, qui confère généralement l'immunité par une première atteinte. La convalescence doit être l'objet de toute votre sollicitude, d'abord pour les causes que je viens de vous signaler et enfin en considération de l'inappétence et de la faiblesse qui persistent longtemps après la période aiguë. Enfin la santé revenue complètement, les règles d'une hygiène sévère s'imposent si l'on veut conserver cet heureux état.

Mesdames, je passe à la maladie dont je vous ai dit un mot, en commençant, je veux parler du *paludisme*, qu'on appelle encore malaria, fièvre palustre, infection palustre. Aussi vieille que le monde, aussi terrible par le nombre de ses victimes que la tuberculose, la malaria est de tous les temps, elle est presque de tous les pays, elle a décimé et décime encore les armées, les soldats en campagne et le militaire que je vous ai montré en est un des innombrables exemples.

Le paludisme est donc un des plus grands fléaux qui aient accablé l'humanité. Il a été souvent la cause de désastres qui ont occasionné la mort de milliers d'individus. Au point de vue historique le plus fameux de ces désastres est peut-être celui de Walcheren, en 1809. A cette époque l'Angleterre avait envoyé sur l'Escaut une expédition formidable consistant en 44.000 hommes et 470 voiles. Napoléon, alors à Schœnbrunn, avec sa sagacité transcendante, écrivit à ses ministres terrifiés pour les rassurer; il ordonna d'autre part à ses généraux de retenir le plus longtemps possible les Anglais, sans combattre, dans la région des fièvres, leur disant que tout le mal serait alors pour nos ennemis, qui, dans cette contrée, périraient inutilement de la fièvre, sans prendre ni Anvers, ni la flotte. Les choses se passèrent comme Napoléon l'avait prévu et nos troupes d'Anvers purent assister, sans combattre, au désastre de l'armée anglaise dont près de 27.000 soldats entrèrent dans les hôpitaux.

Mon maître, M. Laveran, fait observer : 1° que le paludisme augmente de fréquence et de gravité à mesure que l'on descend des pôles vers l'équateur; 2° que les principaux foyers du paludisme sont situés sur les côtes et le long des grands fleuves et dans leur delta.

En Europe c'est en Italie, sur le Danube, la mer Noire, en Sicile, en Grèce, que les fièvres palustres sévissent avec le plus d'intensité. Elles sont communes en Algérie, terribles à Madagascar, aux Indes, en Cochinchine et au Tonkin. En France on les retrouve dans les Landes, en Sologne, dans le Forez et jusqu'à Paris sur les bords du canal Saint-Martin. Tous les terrains remués en quantité les engendrent et il n'est pas de pays, sauf les régions septentrionales, où de grands remuements de terrains ne les aient fait apparaître.

Le paludisme a cela de particulier, toutefois, qu'il a disparu de certains endroits où il sévissait avec intensité, pour se montrer dans d'autres réputés jusque-là salubres. Ainsi la campagne romaine, qui passait au temps de la splendeur de Rome pour fournir les gens les plus robustes, est une des contrées les plus malsaines du globe, cela tient à ce qu'à l'époque romaine tous les champs étaient en culture, alors qu'à l'heure actuelle tout ce pays, depuis des siècles, n'est plus assaini par les plantations.

Le froid et l'altitude sont aussi défavorables l'un que l'autre au développement de la malaria. Mexico, au milieu d'un pays à fièvre, est réputé par sa salubrité ; Saint-Pétersbourg, par 50° de latitude, ne présente presque aucun cas de fièvres palustres. On pourrait multiplier les exemples ; retenez enfin que la race nègre jouit d'une immunité particulière, que le paludisme frappe tous les âges et que les jardiniers, les ouvriers terrassiers et les soldats sont plus prédisposés de par leur profession à contracter la maladie. En ce qui concerne les troupes, cela n'a rien qui doive nous étonner : les soldats en campagne sont en proie aux privations et aux fatigues, ils sont obligés de coucher sur le sol et sont tout désignés, par suite, pour absorber et voir pulluler en eux le germe morbide.

Il s'agit donc ici encore d'un agent particulier qui vit dans le sol, les eaux marécageuses et dont la virulence est exaspérée par la chaleur.

Longtemps, mesdames, tout en notant l'action néfaste de l'air des marais, des terrains vierges remués, des plaines humides et basses, longtemps les savants et les médecins en furent à de pures hypothèses sur la nature exacte du facteur de la maladie. A M. Laveran, que nous avons déjà cité, après une longue période de tâtonnement, devait revenir le mérite et l'honneur de décrire exactement cet agent morbide sous toutes ses formes.

C'est qu'en effet, comme le bacille de la grippe, le parasite de Laveran est polymorphe et se présente sous divers aspects. Tour à tour cellule ronde hyaline, cellule pigmentée largement, ou bien armée sur son pourtour de flagella, analogue d'autres fois à un croissant, à une rosette ou à une marguerite, toujours ce micro-organisme se retrouve dans le sang au début des accès et pendant toute leur durée. Il s'accole aux globules sanguins, les suce, les ronge, extrait leur matière rouge, l'hémoglobine, la digère et la rend sous forme de pigment noir qui va se fixer sur les divers organes et spécialement sur le foie, le cerveau, la rate qui prennent, de ce chef, dans le paludisme, une coloration noirâtre caractéristique. Entre les accès les parasites se retirent dans la rate comme dans un repaire pour s'élancer de nouveau pour dévorer de nouveaux globules.

Dans l'aspect d'un paludéen, on observe toujours, par suite, comme vous avez pu le remarquer, un degré marqué d'anémie, les lèvres, les gencives, les conjonctives sont pâles, le teint prend un aspect terreux auquel ne se trompent pas les personnes tant soit peu habituées à soigner des paludiques. On trouve en outre chez eux, à un examen plus attentif, un énorme développement de la rate qui atteint souvent l'ombilic; le foie et les reins participent également à cette augmentation de volume, mais ce qui frappe encore davantage, c'est la forme que revêt la marche de la température. Elle s'élève par poussées pour retomber entre temps à la normale, et cette élévation a toujours lieu ou à peu près entre minuit et midi et s'il était nécessaire d'autres signes pour établir le diagnostic, outre cette intermittence, nous aurions encore l'examen du sang où nous retrouverons les parasites et l'allure extraordinaire de l'accès de paludisme.

On distingue dans l'accès de fièvre trois stades, chacun d'eux étant désigné par son symptôme cardinal : stade de frisson, stade de chaleur, stade de sueur.

Le stade de frisson est précédé en général de fatigue, de bâillements, de tiraillements. Bientôt le long de l'épine dorsale apparaît une sensation de froid qui s'irradie vers les membres et se transforme en frisson. Les dents claquent et le corps tremble parfois si violemment que les secousses se communiquent au lit du malade.

La peau est pâle, glacée et les follicules pileux se redressant donnent naissance au phénomène de la chair de poule. L'abaissement réel de la température périphérique n'est pas en rapport avec la sensation de froid si intense causée par le malade.

Les yeux sont cernés, les pupilles dilatées ; le malade se plaint souvent de vertiges, de céphalalgie, de bourdonnements d'oreilles, de troubles de la vue. Il est pris parfois de vomissements. Le pouls est petit, fréquent, et souvent le malade rend une urine claire et abondante.

La rate se tuméfie, devient douloureuse à la pression. Le malade éprouve en même temps des douleurs à l'épigastre et dans la région lombaire.

La marche de la température est intéressante à étudier. L'ascension thermométrique commence avant le début du frisson et dure pendant toute la durée de celui-ci.

C'est en général à la fin du frisson que la température atteint son maximum qui peut aller jusqu'à 44°. Ce stade constitue la période la plus douloureuse de l'accès fébrile. Il est rare que sa durée dépasse une heure.

Au bout de ce temps le *stade de chaleur* s'installe de la façon suivante :

Le malade commence par éprouver des bouffées de chaleur alternant avec des frissons, puis la sensation de chaleur gagne la périphérie et devient dominante. La température cutanée tend à se rapprocher de la température interne. Tout à l'heure, le malade n'avait pas assez de couverture pour se couvrir, il cherche maintenant tous les moyens de se rafraîchir. La face est injectée, l'œil brillant, la peau devient turgescente et brûlante, le pouls est fort et *dicrote*, la respiration s'accélère, les vertiges, les bourdonnements d'oreilles, la céphalalgie persistent. Du côté du poumon on peut constater tous les signes du catarrhe bronchique.

Le stade de chaleur peut durer 3 à 4 heures, mais il se prolonge, dans certains cas, 10 heures et même plus.

Dans le stade de sueur, la sensation de chaleur ressentie par le malade disparaît. La peau se recouvre bientôt de sueurs abondantes, d'odeur aigre, ruisselant sur tout le corps. La température s'abaisse rapidement, pour descendre parfois au-dessous de la normale. Le pouls se ralentit, la rate diminue de volume et les urines deviennent rares et *briquetées*. Souvent le malade s'endort pour se réveiller avec un vif sentiment de bien-être et de soulagement. Les malades sont rapidement rétablis lorsqu'ils en sont à leurs premiers accès.

La durée du stade de sueur est en général de 2 à 4 heures et la durée totale de l'accès est en moyenne de 6 à 10 heures.

Supposez, mesdames, que les accès reviennent tous les jours, ce sera la fièvre intermittente quotidienne. S'ils reviennent tous les deux jours, on aura le type tierce, tous les trois jours, le type quarte, etc.

Voilà la forme commune, celle qu'on observe, en général, quand des individus sains viennent d'être atteints surtout dans nos régions.

Dans les pays chauds, les pays *prétropicaux* et tropicaux la maladie est plus grave ; l'accès dure de 3 à 4 jours avec des rémissions à peine appréciables parfois, ce qui lui a valu le nom de fièvre continue, on l'appelle aussi fièvre *pernicieuse*, car aux symptômes ordinaires s'en joignent d'autres qui indiquent une infection plus profonde de l'organisme; c'est ainsi qu'on peut avoir, avec les troubles déjà décrits de l'ictère, des vomissements bilieux, *c'est la fièvre bilieuse malarique*. On peut avoir un état *typhoïde* simulant presque à s'y méprendre la dothiénentérie. On peut observer des hémorrhagies de la peau et des muqueuses, des *urines sanglantes* ou teintées seulement par la matière colorante du sang qui s'échappe au niveau du filtre rénal. On peut noter encore des *accès comateux*, qui jettent dans l'insensibilité complète le malheureux qui un instant auparavant était encore en pleine santé et l'emporte souvent sans qu'il ait repris connaissance. On peut rencontrer enfin l'*accès cholérique* qui toujours avec les symptômes types s'accompagne de diarrhées, de crampes, de vomissements, mais retenez que dans ces cas jamais les selles n'ont l'aspect riziforme caractéristique des évacuations du vrai choléra.

Vous comprenez bien, mesdames, que de pareils troubles ne peuvent se répéter indéfiniment sans marquer d'une empreinte spéciale l'organisme qui en est frappé et c'est ainsi, d'ordinaire, que s'installe, progressivement, ce qu'on appelle la *cachexie palustre*.

L'*anémie* en est le signe principal. C'est parce que le malade est anémique, que son sang, sous les assauts répétés des parasites, a été spolié d'un grand nombre de ses globules, que sa peau prend cette coloration pâle terreuse toute particulière que vous avez pu observer. Les patients perdent leurs forces, souffrent de douleurs de tête, ne dorment plus, ne mangent qu'avec difficulté, vomissent fréquemment. Cet état se complique souvent d'hémorrhagies, d'œdèmes ; la rate est toujours très augmentée de volume ; elle peut remplir toute la moitié gauche de l'abdomen, elle qui déborde à peine les fausses côtes en temps normal. Le foie subit des modifications analogues. Les cachectiques sont souvent enlevés par une pneumonie qui peut être comparée à celle des vieillards ; elle se fait, en effet, sans réaction, sans frisson initial et sans point de côté.

Quand vous vous trouverez en face d'un paludéen et que vous aurez assisté à ses accès, vous pourrez dire presque à coup sûr s'il est en danger dans un avenir prochain ou s'il a de grosses chances de se tirer d'affaire. Pour cela vous n'oublierez pas que plus le type intermittent est accusé, plus le pronostic est favorable ; en fait, la fièvre intermittente simple n'est presque jamais mortelle. La cachexie, la continuité de la fièvre et l'état pernicieux, tels sont les trois grands facteurs de la gravité de la malaria. Nous verrons pourtant, dans la prochaine conférence, que tout espoir n'est pas perdu, que quelle que soit la forme, la vie et la santé sont encore possibles, grâce aux admirables travaux d'un médecin militaire célèbre et qui, après avoir été abreuvé de peines de toutes sortes, a conquis bien tard, hélas ! la grande place qu'il occupe désormais parmi les bienfaiteurs de l'humanité. J'ai nommé Maillot, devant qui nous devons tous nous incliner avec respect et reconnaissance.

SIXIÈME CONFÉRENCE

Mesdames,

Ce que je vous ai dit du paludisme, en général et de ses formes, ce que je vous ai dit de ses moyens de propagation et de son étiologie vous a fait pressentir que, pour se garder et garder les autres de cette terrible affection, le grand moyen, dans les pays qui y sont sujets, est de dessécher le sol et élever la nappe d'eau. De la sorte, on peut éviter la formation des lits de vase alternativement couverts et découverts. Les travaux de défrichement ne doivent pas être faits pendant les saisons où sévit la maladie. Ces travaux, dans les pays chauds, doivent autant que possible être confiés aux indigènes et aux nègres surtout qui ont une véritable accoutumance ou une sorte d'immunité pour les virus de la malaria. La mise en culture des pays contaminés est un des meilleurs moyens d'assainissement. On a conseillé, il y a quelques années, la plantation d'eucalyptus globuleux pour dessécher les terrains trop humides. Cette pratique a eu d'heureux résultats. La prophylaxie individuelle consiste à quitter la plaine pour la montagne, pendant la période épidémique. L'emplacement des habitations doit être fixé toujours sur les hauteurs, jamais dans les bas-fonds. L'altitude qui suffit à préserver du paludisme est d'ailleurs peu considérable.

Dans une même ville, on trouve souvent des quartiers très sains, à côté de quartiers notoirement insalubres ; les parties les plus élevées d'une ville, les rues les plus centrales, les plus habitées, donnent le maximum de préservation.

Il faut éviter surtout le séjour dans un lieu suspect après le coucher du soleil. On ne devra pas coucher sur le sol ; il sera même bon de coucher dans une pièce située aux étages supérieurs et éviter de dormir les fenêtres ouvertes.

Il faut se garder des écarts de régime, des fatigues. On ne boira que de l'eau bouillie, car l'eau ordinaire semble pouvoir servir de véhicule aux parasites du paludisme.

On a préconisé l'emploi préventif du sulfate de quinine et moi-même je l'ai conseillé avec fruit aux officiers du 40e chasseurs qui ont fait campagne à Madagascar. Je pourrais citer l'exemple surtout d'un capitaine parti malade de France et qui a dû à cette précaution de passer la campagne et de revenir avec une santé florissante.

D'ailleurs, des observations isolées, faites à bord des navires mouillant dans les points les plus malsains du globe, montrent à l'évidence le bon effet que l'on peut tirer de l'application méthodique de la quinine comme moyen préventif.

Je ne saurais mieux faire que de citer à ce sujet les observations de Græser qui, à bord d'un navire marchand, fit plusieurs séjours successifs aux Indes Néerlandaises et notamment à Tandjouk Priok, port où la malaria règne avec tant de sévérité que Græser y a vu un vapeur anglais immobilisé par suite de l'envoi à l'hôpital de l'équipage entier. Les observations de Græser portent sur le personnel de deux navires suivis dans cinq traversées et pendant le séjour à Priok. Le soir même de l'arrivée au port, on donnait aux hommes 1 gramme de sulfate de quinine, la même dose était répétée le huitième, le douzième et le seizième jour du séjour, pendant que les dixième et quatorzième on se bornait à 0 gr. 50. Les résultats furent sans cesse satisfaisants. Dans le dernier voyage, seuls deux officiers qui s'étaient soustraits à la mesure générale présentèrent des accès de fièvre grave.

Je pourrais multiplier les exemples, ceux que je viens de vous rapporter sont suffisants pour vous faire toucher du doigt l'importance du médicament héroïque du paludisme, le quinquina, et son alcaloïde le sulfate de quinine.

Déjà vers la moitié du XVIIe siècle l'usage du quinquina s'était répandu en Europe. Torti et Morton l'employèrent et en vantèrent les effets. Les doctrines de Broussais qui voulait spolier l'organisme envers et contre tout démolirent un moment l'édifice si bien constitué. On abandonna le sulfate de quinine et on alla jusqu'à proclamer le danger de son usage ; on saigna les malades et à la suite de cette thérapeutique, les désastres furent terribles dans notre armée pendant les premières années de l'occupation de l'Algérie.

C'est alors que Maillot, bravant ses ennemis et la menace de la cour d'assises, prescrivit de nouveau le sulfate de quinine et refit ainsi la conquête de l'Algérie. On a donc pu dire, avec raison, que l'Algérie n'aurait jamais été conquise sans l'arme de la quinine.

Les sels de quinine agissent sur la malaria en tuant les parasites qui existent dans le sang. On sait depuis longtemps qu'il suffit d'ajouter à un liquide renfermant des infusoires un peu de quinquina pour voir disparaître tous les organismes, les animalcules.

Le mode d'administration de la quinine varie suivant que l'on a à traiter les diverses formes de la malaria.

Dans la fièvre intermittente simple, le sulfate de quinine doit se prescrire à la dose de 60 à 80 centigrammes matin et soir jusqu'à la chute de la fièvre et on continue encore pendant quelques jours dans la même proportion. Si on remplace la quinine par le quinquina, on donne 8 grammes de quinquina jaune dans du café noir.

Dans les fièvres pernicieuses il faut aller jusqu'à 1 gr. 50 et 2 grammes de quinine. Cette dose est d'ailleurs suffisante pourvu qu'elle soit administrée à temps.

Lorsqu'au bout de 7 ou 8 jours de traitement la fièvre n'est ni éteinte, ni diminuée, il suffit dans bien des cas de suspendre la médication pour voir cesser immédiatement les accès fébriles. La quinine semble s'être emmagasinée dans l'organisme pour produire alors ses effets.

La médication quinique doit être continuée, alors même que la fièvre est tombée et cela pendant 2 ou 3 mois environ par série de 4 ou 5 jours, en laissant successivement 2, 3, 4 et jusqu'à 8 jours d'intervalle entre les séries.

On prescrit en général de donner la quinine le plus loin possible de l'accès à venir. En tout cas, elle doit être administrée *pendant l'accès pernicieux* et dans ces conditions elle ne produit jamais d'accident.

Les sels de quinine peuvent être donnés en solutions ou sous forme de pilules. La solution de sulfate de quinine se fait dans l'eau acidulée, pure ou additionnée de café noir; mais, mesdames, il y aura tel cas où vous ne pourrez rien faire absorber à vos malades, soit parce qu'ils vomissent tout ce qu'ils prennent, soit parce qu'ils sont sans connaissance ; il faudra pourtant avoir recours encore au précieux médicament ; vous le donnerez en lavements, en injections sous-cutanées.

Pour ces dernières c'est au chlorhydrate de quinine qu'il faut donner la préférence.

De Beurmann et Villejean recommandent pour les injections la solution suivante :

Bichlorhydrate de quinine . . . . 5 grammes.
Eau distillée . . . . 9,5 —
Pour faire 10 cc.

Un centimètre cube, c'est-à-dire une seringue de Pravaz pleine correspond exactement à 0 gr. 50 centigrammes de bichlorhydrate.

Si Maillot, dans les fièvres pernicieuses, a prescrit jusqu'à 8 ou 9 grammes par jour de sulfate de quinine, il faut savoir, d'autre part, que certaines personnes ont une prédisposition particulière à ne pouvoir supporter la quinine. Aussi est-il bon de ne jamais dépasser 3 grammes.

L'aiguille de la seringue, lorsqu'on pratique des

injections, doit être introduite profondément dans les régions riches en tissu cellulaire sous-cutané, au niveau des membres et non au niveau du tronc. La solution doit être claire et ne tenir en suspension ni cristaux ni spores.

L'injection est suivie, en général, d'une douleur assez vive et d'un petit noyau d'induration au niveau de la piqûre.

On a proposé contre le paludisme d'autres médications, je ne vous les citerai même pas.

Souvenez-vous toutefois qu'aux malades atteints de fièvre algide, il faut faire, en même temps qu'on leur administre de la quinine, il faut faire des frictions sèches et excitantes, leur donner du thé alcoolisé, de l'acétate d'ammoniaque en potion, des injections sous-cutanées d'éther. Enfin dans les cas de paludisme chronique, d'anémie, vous verrez ressusciter les patients, comme celui que je vous ai montré, en associant à leur médication quinique le fer sous forme de tartrate de fer et de potasse à la dose de 0 gr. 50 par jour et l'arsenic qu'on fait absorber sous forme de liqueur de Fowler de la façon suivante :

On commence par trois gouttes dans le vin du repas de midi, le lendemain quatre, le surlendemain cinq et ainsi de suite jusqu'à ce qu'on soit arrivé à douze ; on descend alors la progression en diminuant chaque jour d'une goutte jusqu'à ce qu'on soit revenu à trois, on s'arrête huit jours et on recommence la série.

Je termine, mesdames, cette conférence en vous parlant, au point de vue pratique, des hémorrhagies et des fractures.

L'hémorrhagie est une perte de sang, comme vous le savez. On en distingue trois sortes :

L'hémorrhagie capillaire,
L'hémorrhagie artérielle,
L'hémorrhagie veineuse,

De l'hémorrhagie capillaire nous ne nous occuperons à peine, parce qu'elle n'est pas grave, en général, et s'arrête d'elle-même, c'est celle que vous voyez naître lorsque, par un faux mouvement, vous vous faites une blessure au doigt. Un simple pansement antiseptique suffit, après avoir lavé la plaie avec une solution de bichlorure à 1/1000 ou d'acide phénique à 2,5 0/0.

Plus graves sont les deux autres catégories ; à quoi les reconnaître? L'hémorrhagie artérielle donne un sang rouge, rutilant, s'échappant par saccades, l'écoulement sanguin s'arrête en comprimant le vaisseau divisé entre le cœur et la plaie. L'hémorrhagie veineuse donne un sang foncé, bleuâtre, noirâtre qui coule en nappe et s'arrête en comprimant le vaisseau divisé entre l'extrémité du membre et la plaie.

Pour l'une et l'autre de ces hémorrhagies, il est nécessaire de connaître succinctement le trajet des vaisseaux de gros calibre au moins.

Le cœur, organe central de la circulation, transmet le sang à la tête et aux membres par des vaisseaux dont je vous fais le dessin sur le mannequin ; vous remarquerez qu'ils sont toujours profondément situés ou à peu près et que leur direction suit, aux membres, la région la moins exposée : la partie interne au bras et à la cuisse, le milieu du pli de flexion, à l'aine, l'aisselle et le coude. Lors donc que vous aurez reconnu la nature de l'hémorrhagie à laquelle vous avez à faire, de même que dans une conduite d'eau perforée, votre premier soin sera de fermer l'orifice par où sort le sang ; vous vous servirez pour ce faire de compresses antiseptiques, de coton hydrophile aseptisé, de tours de bandes serrés. Si comme cela se produit journellement, le sang suinte toujours, vous aurez recours à la compression sur le trajet du vaisseau divisé en deçà ou au delà du point lésé, suivant que vous aurez à faire à une hémorrhagie artérielle ou veineuse, ainsi que je vous l'indiquais tout à l'heure. Cette compression indirecte se fera à l'aide d'un des nombreux appareils que vous connaissez et dont les tourniquets de divers modèles sont les représentants les plus employés. Souvenez-vous, toutefois, que le plus simple est de prendre une bande roulée, de l'appliquer sur le point à comprimer et de l'y maintenir à l'aide d'une autre bande que vous enroulez autour du membre, par exemple, avec force.

Les fractures, mesdames, ne sont autre chose que la division, la cassure d'un os. On les reconnaît aux quatre signes que je vous décris :

— Impotence fonctionnelle ;

— Déformation du membre ;

— Douleur ;

— Crépitation ;

Contre ces troubles vous avez deux choses à faire :

1° La réduction, c'est-à-dire la mise en contact des fragments divisés que vous replacerez dans leur direction normale.

2° L'immobilisation qui s'opposera au déplacement

et vous fera recouvrer la rigidité osseuse compromise.

La première, la réduction, s'obtient en tirant en sens inverse sur les deux extrémités séparées tandis qu'on les coapte au niveau de la cassure.

L'immobilisation est assurée par les attelles de différents genres que vous connaissez, par les gouttières métalliques qui sont dans vos approvisionnements, par les appareils plâtrés et silicatés que je vous indique dans leurs grandes lignes, enfin, comme je vous le montre sur le soldat, ici présent, les diverses parties de l'équipement des militaires vous seront d'un précieux secours quand tout vous manquera.

L'heure est arrivée, mesdames, de me séparer de vous ; je vous remercie de l'honneur que vous m'avez fait en apportant votre attention à ces conférences et je vous donne rendez-vous, si besoin est, auprès des blessés et des malades où nous appliquerons ensemble non seulement les connaissances acquises, mais le grand principe dont il ne faut jamais se départir : « guérir quelquefois, soulager souvent, consoler toujours. »

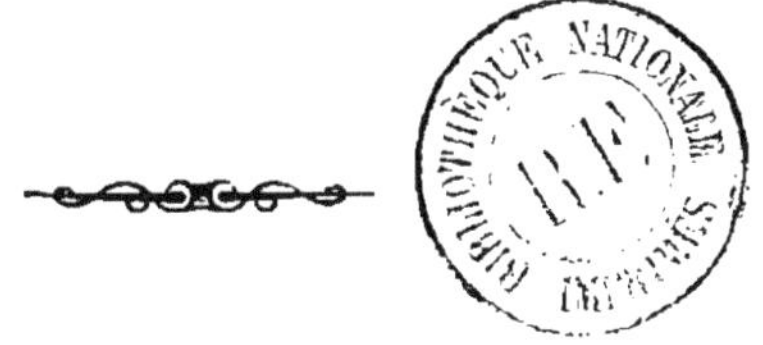

DIJON. — IMPRIMERIE DARANTIERE, RUE CHABOT-CHARNY, 65

www.ingramcontent.com/pod-product-compliance
Ingram Content Group UK Ltd.
Pitfield, Milton Keynes, MK11 3LW, UK
UKHW020341250726
13967UKWH00005B/2046

9 782011 305923